Convite ao Silêncio

Gunilla Norris

Convite ao Silêncio

Tradução de
CHRISTINA DE MENEZES

CIP-Brasil. Catalogação-na-fonte
Sindicato Nacional dos Editores de Livros, RJ.

N772c
Norris, Gunilla, 1939-
Convite ao silêncio / Gunilla Norris; tradução de Christina de Menezes. – Rio de Janeiro: Nova Era, 2008.

Ao alto do título: Princípios universais de meditação
ISBN 978-85-7701-242-8

1. Norris, Gunilla, 1939-. 2. Silêncio – Aspectos religiosos – Meditações. 3. Jardins – Aspectos religiosos – Meditações. 4. Estações do ano – Aspectos religiosos – Meditações. I. Título.

08-1384

CDD – 291.43
CDU – 291.4

Título original:
INVITING SILENCE

Copyright da tradução © 2007 by Editora Best Seller Ltda.
Copyright © 2004 by Gunilla Norris

Todos os direitos reservados. Proibida a reprodução, no todo ou em parte, sem autorização prévia por escrito da editora, sejam quais forem os meios empregados, com exceção das resenhas literárias, que podem reproduzir algumas passagens do livro, desde que citada a fonte.

Direitos exclusivos de publicação em língua portuguesa para o Brasil adquiridos pela EDITORA NOVA ERA um selo da EDITORA BEST SELLER LTDA.
Rua Argentina 171 – Rio de Janeiro, RJ – 20921-380 – Tel.: 2585-2000
que se reserva a propriedade literária desta tradução

Impresso no Brasil

ISBN 978-85-7701-242-8

PEDIDOS PELO REEMBOLSO POSTAL
Caixa Postal 23.052
Rio de Janeiro, RJ – 20922-970

Este livro é dedicado a todas as

PESSOAS MARAVILHOSAS

que participaram comigo dos

grupos de meditação no decorrer dos anos

e para minha amiga

GRETA SIBLEY,

que produziu a primeiríssima versão

deste manuscrito.

Sumário

INTRODUÇÃO
9

COMEÇANDO O SILÊNCIO
15

CULTIVANDO O SILÊNCIO
33

PRATICANDO O SILÊNCIO
47

COMPARTILHANDO O SILÊNCIO
79

Introdução

As pessoas geralmente me procuram porque perderam uma espécie de fio que dá significado às suas vidas. Sem significado, nossas vidas perdem o brilho. Agüentamos nossos dias em vez de abraçarmos a vida que há neles. A entrada no reino do significado requer atenção e dedicação. Requer uma vida interior e reflexiva. Requer serenar nossas mentes normalmente tagarelas. Requer confiar na nutrição do silêncio que propicia a vida, o vasto campo de permissão e amparo que a sustenta.

Mas precisamos querer prolongar-nos nessa nutrição, buscando-a conscientemente para possuí-la. Felizmente, hoje podemos aprender modos de meditar de muitas tradições diferentes. Podemos chegar ao silêncio pela prática de um dos vários caminhos budistas ou pela oração contemplativa cristã, bem como pelas disciplinas judaica, sufi e taoísta. As tradições para silenciar a mente e acalmar o coração têm estado com mais freqüência no campo da religião. A espiritualidade, entretanto, pertence a cada um de nós, não importa quais sejam nossas origens étnicas, culturais ou profissionais. Qualquer que seja o caminho que nos leve à prática, no centro existirá o silêncio — perene, universal, inclusivo e radiante. Nossa paz e nosso lar verdadeiros.

No decorrer dos anos, eu descobri que na raiz do que quer que *pensemos* ser nossa insatisfação, nós precisamos muitíssimo de três coisas: uma conscientização de nosso desejo interior, a coragem de agir em nome desse desejo, e um senso de comunidade para apoiar e manter nossa jornada interior.

Eu gosto de pensar nesse livro como sendo um convite, por isso o título *Convite ao silêncio*. Ele está dividido em quatro seções. A primeira, "Começando o silêncio", reflete sobre o entendimento de que o desejo e a insatisfação são uma chamada para despertar, um convite para começar a começar. A segunda, "Cultivando o silêncio", trata do anseio por ele como um caminho a seguir e da aceitação da ambivalência que inevitavelmente acompanha qualquer mudança profunda. O anseio tem um jeito de nos tornar mais dispostos a começar uma prática de meditação pessoal e esclarece a necessidade de se fazer escolhas conscientes na vida cotidiana para dar apoio a tal compromisso. A terceira, "Praticando o silêncio", descreve a prática da meditação, partindo do princípio de que a pessoa precisa tomar a decisão de meditar regularmente. A quarta, "Compartilhando o silêncio", incentiva a idéia da prática formal com outras pessoas para aprofundar e amparar a experiência de cultivar um coração tranqüilo.

Este livro é para indivíduos e amigos espirituais usufruírem sozinhos ou na companhia uns dos outros. É uma orientação simples para qualquer pessoa de qualquer tradição e é oferecido com reverência para todos que respeitam e usam o silêncio como caminho.

Nada em toda a criação é tão parecido com Deus quanto o silêncio.

MESTRE ECKHART

I

Começando o silêncio

Dentro de cada um de nós existe um silêncio —
um silêncio tão vasto quanto o universo.
Nós temos medo dele... e ansiamos por ele.

Quando experienciamos esse silêncio, nós nos
lembramos de quem somos: criaturas
das estrelas, criadas do nascimento das galáxias,
criadas do resfriamento desse planeta, criadas
da poeira e do gás, criadas
dos elementos, criadas
do tempo e do espaço... criadas
do silêncio.

O silêncio é a fonte de tudo que existe, a quietude insondável onde a vibração começou — a primeira oscilação, a primeira palavra da qual a vida surgiu. O silêncio é nossa natureza mais profunda, nosso lar, nossa base comum, nossa paz.

O silêncio revela. O silêncio cura. O silêncio é onde Deus habita. Nós desejamos estar lá.

Começando a começar

Podemos reconhecer que, de vez em quando, aparece uma percepção interior, um pensamento fugaz, um pequeno anseio de viver nossas vidas de modo diferente?

Não sabemos o que isso significa ou o que isso exige. Nós repelimos essas idéias como um cachorro molhado se sacode para repelir a água e continuamos com nossos afazeres.

Mas o anseio continua.

Perguntamos: quem tem tempo para isso? O que é isso, afinal de contas? Reorganizar-me para fazer o quê? Parar? Fazer nada? Ficar em silêncio? Para quê?

Nosso eu prático somente sabe como aperfeiçoar, produzir e executar.

Nisso, pelo menos, podemos ver utilidade. Isso gera resultados. Queremos acreditar nesse modo de percepção.

Por um tempo, isso parece nos proporcionar algum tipo de auto-imagem.

Mas o anseio não nos deixa em paz. Ele não vai embora. Tornamo-nos talvez ainda mais ocupados para "cuidar disso".

Entorpecemo-nos com distrações — coisas para fazer, para consumir e para conservar — coisas para colecionar, para experienciar e para divertir. Sempre podemos pensar em mais quilômetros para correr.

Ainda assim o pequeno anseio continua...

Podemos perceber que esse anseio não é uma carência ou, pior, algum tipo de defeito fundamental em nós? Podemos, em vez disso, aceitá-lo como um convite, um chamado, uma pequena voz nos dizendo para ir para casa, de volta ao nosso eu mais verdadeiro?

Essa mudança de pensamento pode mover montanhas. Pode nos permitir começar a começar.

Quando o anseio aumenta

Nossos esforços para fazer as coisas "saírem certas" e para fazer nossas vidas "terem sentido" de acordo com nossas próprias noções e exigências particulares, na verdade, não bastam. Mesmo quando somos aparentemente
bem-sucedidos do
modo que nossa sociedade aprova,
ainda temos a impressão de que
algo está faltando.
Chegamos a um impasse.

Isso é bom que saibamos e fundamental que sintamos. Agora temos condições de descobrir que mais pressão e mais luta não levam a lugar algum. Começamos a
diminuir a marcha sem nenhuma solução para aquele sentimento interior persistente e incômodo que conseguimos manter a distância, mas que não vai embora. Estamos
começando a chegar ao silêncio e ele é geralmente desconfortável no início.

Lentamente descobrimos que estamos
tentando possuir aquilo que nos
confirme *realmente* quem *somos*.
Isso sempre falha.

O esforço é exaustivo e completamente inútil.
Quem *somos* a nós é doado. Jamais poderemos
consegui-lo. É um presente
gratuito e sagrado.

O paradoxo é que nós precisamos parar,
sentir e ficar em silêncio para
recebermos o presente de nós mesmos, muito
embora nós ainda nos prendamos à crença
de que todas as coisas competem a nós,
de que nós estamos no comando.

Começamos a intuir que o esforço tem que ser
feito de um modo diferente.
É por isso que as primeiras experiências
de silêncio são geralmente tão
frustrantes e obscuras. Nós nos sentimos

inquietos. Em algum lugar dentro de nós a usina
continua a trabalhar. Não estamos nem aqui, nem
ali. As marchas não engrenam. Bem no fundo
sabemos que existe algo mais.

O que fazer?
O que fazer?

Como se esforçar?
Quando nós aplicamos um pouco da
pressão da vontade para ouvirmos nosso
anseio, ele se torna nosso amigo.
Nós estamos, na verdade, ansiando por nossa
essência, nosso legítimo eu. Podemos confiar
nesse anseio se não o evitarmos ou o dissiparmos
com mais atividades ou padrões
de distração e consumo.

Com o tempo, quando a pressão interior aumenta,
nós conseguimos inexplicavelmente
descobrir que a agitação se transformou em algo
que se assemelha à disposição. Ela está nos
levando para o limiar da mudança. Está nos
pedindo para dar o primeiro passo.

Aprendendo a parar

Em quase todas as tradições de desenvolvimento espiritual há o entendimento de que nossas vontades precisam ser treinadas. Sem disposição, não podemos entrar na estabilidade em nome de nossas vidas interiores.

Disposição não é força de vontade do tipo "melhore por seus esforços próprios". Disposição é como se entregar ao seu anseio profundo. Ela nos orienta de acordo com o desejo do coração, em vez de seguir as exigências do ego.

Isso requer recordação. Um pequeno período de tempo para lembrar. Thoreau chamava isso de viver com uma ampla margem. Nós podemos começar nos dando simplesmente uma margem pequena, diminuta.

Sem que isso seja nada além de simplesmente parar, podemos fazer pausas durante o dia todo para sentirmos a nós mesmos no tempo e no espaço. Isso permite que sejamos localizados.

Essas pequenas paradas levam algo
de nós mesmos de volta para o todo
do mesmo modo
que a abelha leva néctar para sua colméia.

Quando aprendemos a fazer isso várias vezes
por dia — antes de levantarmos da cama,
antes das refeições, antes de sairmos para o
trabalho, antes de acendermos ou desligarmos
a luz —, as pausas se encaixam.

Estamos exprimindo uma pequena pressão da
vontade. Com o tempo, o hábito
da recordação nos leva de volta ao centro,
à quietude e ao ouvir.

Lá podemos começar a encontrar um
novo centro a partir do qual viver.

O tesouro do tempo encontrado

Com mais conscientização, podemos descobrir
que pequenos espaços em nossa rotina diária
podem ser locais de silêncio. Esses são os tempos
encontrados, ou melhor, os momentos nos
quais nós mesmos somos encontrados.

Eles ocorrem principalmente quando estamos
aguardando no consultório do médico,
ao telefone, nos engarrafamentos
e nas filas.

Nesses momentos, simplesmente temos a
oportunidade de voltar nossa atenção
para nosso ser físico, para o ritmo de nossa
respiração, para a textura e a sensação das coisas
à nossa volta.

Ao perceber pormenores, também podemos
começar a perceber o espaço no qual eles estão
contidos... a vastidão que contém tudo —
o grande colo do silêncio.

Esses momentos de espera em nossa
rotina podem vir a ser preciosos.
Podemos permitir que eles nos apóiem em
vez de nos distrair ou nos bloquear.

Agora existe uma abundância de tempo em
cada dia que podemos aproveitar.
São paradas para respirar.
Se aprendermos a descansar e nos
renovar nelas, nossas vidas irão da desconexão
e pressa para a presença espetacular.

Decepção

A expectativa é a grande inimiga da prática inicial.
Temos imagens internas do que achamos que a
paz e a conquista espiritual devam ser.
Queremos ser bem-sucedidos e nos sentir
bem sobre nós mesmos.

Se não fazemos *progresso* imediato e reconhecível,
temos vontade de desistir.
Nesse momento muitos de nós paramos.
Fechamos a porta. Dizemos: *De que adianta?*
Eu não vejo mudança alguma. Isso não está
levando a nada. Eu não me sinto nem um pouco
melhor e não consigo fazer isso.

Nós pensamos que é melhor esquecer tudo isso,
melhor seguir a autoridade da mente,
a direção da cultura, os nossos velhos hábitos,
a sedução dos prazeres
substitutos. Pelo menos esses são conhecidos —
podemos até nos convencer a pensar
que, *de qualquer maneira,*
isso é tudo que existe.

Nós fechamos a porta interior ou ela se fecha por
si mesma. Nossa imobilidade parece eterna.
Podemos permanecer aí por meses e até anos.

O anseio do coração, entretanto, é muito
poderoso. Ele não cessou, embora possa parecer
que sim. Nesse meio-tempo, ele desenvolveu
músculos e força. Não muito diferente de uma
onda perto da praia, ele se eleva em nossas
vidas repetidamente, de modo discreto
ou com clamor reivindicatório.

Às vezes, somos derrubados e inundados por sua
força. Estamos sendo chamados de volta
para nos levantarmos e começarmos
novamente... embora com mais humildade,
descobrindo talvez que nosso anseio,
apesar de ter dado a impressão de ter acabado,
ganhou mais força, uma insistência que
não pode mais ser ignorada.

Parar e começar

Uma das lições mais difíceis de qualquer
jornada interior é entender que o nosso
senso idealizado de como as coisas
devem ser e a experiência real estão a
quilômetros de distância
um do outro.

Estar com o nosso ser... é a capacidade mais
simples, direta e verdadeiramente humana,
e também a mais difícil de
se sustentar. Dois minutos depois de nos
sentarmos silenciosamente e logo
descobrimos que nossas mentes partiram por
conta própria com planos, fantasias,
julgamentos, esperanças, medos e não sei
mais o quê! Muito rapidamente nós
escapamos de nossa presença
no presente.

Aceitar que fazemos isso o tempo
todo é aceitar o processo contínuo de
parar e começar.

Quando viajamos isso
também acontece. Percorremos uma
distância. Depois paramos. Percorremos
uma outra distância, geralmente não vendo e
fazendo o que pensávamos que faríamos, mas em
vez disso conhecendo o que quer que esteja
em nosso caminho.

Isso acontece no plano interior também.
Pensamos que estamos avançando em direção à
paz reconhecível ou à quietude natural e
descobrimos que estamos na cidade mais
barulhenta de todas — nossa mente.

Parar. Começar. Começar. Parar e começar
novamente. Nós nos sairemos apenas
relativamente bem quando já estivermos em
nosso caminho há anos.

O desejo intensificado

Talvez não esteja claro que, no meio da ambivalência, nós tenhamos de fato começado. Aproximando-nos e afastando-nos, estamos ainda avançando vagarosamente em direção à paz que sentimos que pode ser nossa um dia.

Quais são os sinais? Desânimo amarrado com esperança. Curiosidade enterrada em rejeição. A profunda convicção de que não somos capazes dando lugar ao anseio mais profundo que sabe que nós somos, na verdade, muito capazes.

Essa agitação de sentimentos e pensamentos é a garantia de que estamos maduros para começar. É um convite confuso, amarfanhado, que nos diz que está mais do que na hora de uma prática intencionalmente atenta, que nos permita emparelhar com nosso anseio do mesmo modo que a alma emparelha com o corpo.

II

Cultivando o silêncio

Em nossa atual cultura, o silêncio é como uma
espécie ameaçada de extinção...
uma parte essencial em risco de extinção.
Nós precisamos muitíssimo dele.

O silêncio nos leva de volta ao essencial,
aos nossos sentidos, ao nosso eu.
Ele nos situa. Sem esse retorno, podemos
nos distanciar tanto de nossas verdadeiras
naturezas que acabamos, literalmente, além
de nós mesmos. Vivemos cegamente e agimos
impensadamente. Ameaçamos o delicado
equilíbrio que sustenta nossas vidas, nossas
comunidades e nosso planeta.

Conseguimos lembrar de nossa força como pessoas? Conseguimos lembrar a nós mesmos e aos outros que, alimentada no silêncio, nossa conscientização pode nos levar de volta à integridade e ao significado? Cada um de nós possui isso e é uma aptidão sagrada.

O *primeiro passo*

Talvez leve meses para sentirmos que nosso anseio
já deu os primeiros passinhos.

Já podemos começar a notar alguns sinais?
Como nos detemos na presença de algo bonito?
Como ficamos inexplicavelmente silenciosos
por mais tempo? Como nossa respiração busca
uma expiração mais profunda? Como fechamos
os olhos e olhamos atentamente para o
interior como se atraídos por outro reino?

Conseguimos surpreender nossos olhos se
enternecendo quando observamos nossos filhos
brincando, quando nossos animais de estimação
estão fazendo suas travessuras, quando seguramos
as mãos envelhecidas de nossos pais?

Esses momentos são pistas que nos dizem que há
algo no interior que não vive condicionado a um
horário, que não se define exclusivamente pela
execução de tarefas ou por manter as
coisas acontecendo!

Essa parte de nós confia em outra dimensão, na
realidade central do ser. Ela *já* sabe que
o lugar onde nossos corações chegam à
paz é na simples presença.

Como é estranho que leve tanto tempo para
se estar a par disso...
o fato mais óbvio de nossas vidas.

Cultivar um coração tranqüilo é a jornada de uma
vida inteira. Quando essa verdade chega
totalmente à conscientização, podemos
nos juntar a ela — um primeiro
passo consciente.

Podemos começar a *estar* com o nosso ser.

Fortalecendo a vontade

Como desenvolver a habilidade de ter constância?
Muitas pessoas começam com uma elevada
determinação e acabam descobrindo que
não conseguem manter essa intenção. Sua prática
espiritual é logo abandonada. Elas ficam
desanimadas e podem levar meses, até anos,
para que tentem novamente.

Se conseguirmos aceitar que ficarmos presos a
arrependimentos ou autojulgamentos atrasará
ainda mais o processo, teremos uma chance.
Podemos aprender a ser silenciosos conosco,
mesmo acerca de nossos fracassos, e simplesmente
continuar de onde paramos, economizando
assim inúmeras horas.

Devemos simplesmente começar de novo.
Essa é a solução.

Podemos escolher fazer algo pequeno — uma
coisa simples por dia durante uma semana. Isso
treinará a vontade.

Talvez pratiquemos dois minutos de silêncio agradecendo antes e mesmo após uma refeição. Talvez depois de fazer a cama nos prolonguemos em um momento de conscientização sossegada. Talvez abramos a janela para a manhã, deixando que nossas mentes se abram também. Enquanto deixamos que o ar nos acaricie podemos apreciar o doce presente da sensação.

Esses momentos de atenção intencional são exemplos aleatórios. Cada um de nós pode manter uma prática a partir de momentos pequenos como esses e, assim, fortalecer a vontade, chegando à existência espiritual. Com um esforço pequeno e constante, um dia de cada vez, podemos crescer.

Fazendo escolhas

Quando fazemos pausas
com freqüência, começamos a ficar mais
conscientes do que existe ao redor
e dentro de nós.

Como pode algo aparentemente tão simples
levar a mudanças tão profundas?
Por mais banal que seja, esse é um mistério de
grande profundidade. Com ele chegamos a confiar
no instinto, no cutucão que nos diz quando
algo não está muito certo. Conseguimos
nos tornar conscientes de que estamos ausentes e
que temos poder de escolha.

Agora, quando as coisas estão barulhentas demais,
por exemplo, podemos desligar o rádio.
O alívio de remover o estímulo
desnecessário é incrível. Quando ouvimos
a sabedoria do corpo e obedecemos a ela,
estamos alcançando um certo conforto
com o silêncio.

Cada vez mais no dia-a-dia começamos a
nos dar conta de quando as coisas estão
excessivas: a quantidade de comida em nosso
prato, os compromissos
de nossa agenda diária, as conversas ao telefone,
as horas em frente ao computador.
Isso tudo pode nos afastar da
presença no presente.

A escolha diária é o que constrói uma
existência espiritual. A fé em nossa conexão
essencial à vida acontece não pelos
pensamentos e crenças mas pela prática e
persistência. Fazer escolhas é o modo como
exercitamos essa fé.

É sempre possível perguntar:
O que é o suficiente aqui e agora? Nosso eu
automático age sem escolha.
Nosso eu esclarecido é sensato e seletivo.

Nós sabemos que aquilo que é demais acaba sendo muito pouco e que o suficiente é sempre o bastante.

Ouvindo a vida

Aparentemente, fazer essas escolhas pequenas e
discriminadas não parece ser tão importante.
Tendemos a querer pular o trabalho
envolvido nisso tudo.
Pode parecer insuportável estar consciente
durante tanto tempo.

Mas essas escolhas são a própria estrutura de
nossas vidas. Exatamente como as
folhas e sementes são usadas pela
formiga na construção de seu
formigueiro, assim usamos nossas
decisões para ter paz ou caos contínuo.

A pausa geralmente nos ajuda a lembrar
e valorizar nossa capacidade de escolha.
Ao fazer isso conscientemente, lembrando-nos
de perguntar *O que é suficiente aqui e agora?*,
ela nos leva mais fundo. Nós nos vemos
amadurecendo em outra maneira de ser. Isso
acontece de forma tão silenciosa e lenta como o
processo pelo qual a maçã se torna vermelha.

Fazer a simples pergunta *O que bastará para a vida hoje?* é uma prática intensa.
Não o que bastará para *mim, meus problemas, minha família, meus desejos ou preocupações.* Essas perguntas só podem nos levar ao reino da preocupação. Quando perguntamos
O que bastará à vida exatamente aqui e agora?
começamos a viver em um cenário maior.

Quaisquer que sejam as circunstâncias nas quais nos encontremos, essa pergunta pode nos ajudar a focar nossas intenções. É tão fundamental que deveria se situar em cada pequena escolha que fazemos, não somente nas importantes.
O que bastará à vida hoje?

A vida não significa a insistência de nosso pequeno ego para fazermos as coisas à sua maneira. Significa algo mais. O que dará margem a um bem maior em um cenário específico, local... tendo em mente nós mesmos, as pessoas em nossas vidas, o meio ambiente e a comunidade?

Ouvir a resposta do nosso interior e seguir sua orientação nos dirigirá lentamente para a paz, uma paz que talvez não entendamos, mas que nos abrirá para um novo significado.

Apoio

É difícil separar um tempo para meditar com
regularidade, quer em grupo ou sozinho.
Para praticar formalmente precisamos de apoio.

Queremos que nossas famílias entendam que
estamos assumindo um compromisso e
que precisamos da prática do modo que uma
planta precisa de água.

Sentarmo-nos sozinhos em silêncio é difícil.
Ajuda muito quando as pessoas
de quem gostamos sabem o que
estamos fazendo.
Talvez essas pessoas aceitem cuidar das
interrupções inevitáveis durante nosso
tempo de silêncio.
Talvez elas nos lembrem quando
esquecermos nossa prática e nos
incentivem a fazê-la.
É importante pedir esse apoio
e compreensão.

Se moramos sozinhos, podemos pedir a um amigo
para incentivar nosso esforço. Tomamos forma
na conscientização um do outro. Pedir
apoio geralmente intensifica o compromisso.

Ajuda decidirmos quanto tempo nos sentaremos
por dia. Um limite como esse em torno da
vastidão do silêncio o torna menos difícil. É bom
começar com pequenas doses. Cinco minutos.
Dez minutos. Minutos que
consigamos cumprir.

Cada um de nós deve construir os pequenos meios
que servirão de andaime para sustentar nosso
silêncio. No final, devemos simplesmente praticar.
A experiência constrói a experiência.
Devemos apenas fazer.

III

Praticando o silêncio

Não precisamos ser especialistas, gurus ou gênios
para lembrar que toda existência é preciosa.
Não precisamos de
catedrais para nos lembrar
de experienciar o sagrado.
Precisamos apenas ser profundamente
respeitosos com o que é fundamentalmente
verdadeiro; e é isso que redescobrimos
quando nos centramos no silêncio.

Cada um de nós pode fazer a diferença.
Políticos e visionários não nos devolverão
à sacralidade da vida.
Isso será feito por homens e mulheres

comuns que juntos ou sozinhos poderão dizer:
"Lembre-se de respirar,
lembre-se de sentir, lembre-se de cuidar,
deixe-nos fazer isso por nossos filhos e por nós
mesmos e pelos filhos de nossos filhos. Vamos
praticar pelo bem da vida."

Aqui estão lembretes de algumas atitudes e
princípios essenciais que podem ser úteis em
qualquer prática de meditação. Eles são oferecidos
com reverência para todos que respeitam e
usufruem o silêncio como caminho.

Local

Quando criamos um espaço para
o silêncio, abrimos espaço
para nós mesmos. Isso é simples.
E é radical. Um local preparado para o
silêncio se torna um santuário — um
lugar de respiração, de renovação, de
desafio e de cura. É útil manter o espaço sem
enfeites e simples: algumas almofadas, um
tapete... A simplicidade permite que os sentidos
descansem dos estímulos.

Espaços silenciosos nos convidam a ir para o
local interior — o lugar no interior
de nós mesmos. Ao criar espaço para o silêncio,
nós resistimos às forças do
mundo que nos dizem para viver a vida das
aparências superficiais em
vez da vida de descobrimentos —
uma vida vivida em contato com nossos
sentidos, sentimentos, pensamentos
e valores mais profundos.

Quando um espaço é reservado exclusivamente
para a prática da atenção
intencional, o silêncio parece se aprofundar.
Um local dedicado ao silêncio respeita e
convida o desconhecido, o indômito, o
inexplorado, o indefinível, o insondável —
aquilo que raramente tem
a chance de vir à tona em nós. É um símbolo
visível, externo, de uma realidade
interna: um local real significando um espaço
dentro de nós mesmos reservado
para o silêncio.

Preparação

Antes de comermos uma refeição, compramos a
comida e a preparamos. Antes de sairmos para
uma viagem, reunimos e embalamos as coisas
de que precisamos. Qualquer atividade
requer preparação. Isso é verdade para o tempo
de silêncio também.

Nós precisamos de um lugar para praticar o
silêncio e também precisamos de uma
atmosfera — um senso de harmonia,
um ambiente de beleza tranqüila, para
nos ajudar no caminho.

Nós podemos arrumar um vaso de flores ou
simples folhagens para acalmar nossos olhos e nos
ajudar a lembrar que somos parte da natureza,
parte da ordem das coisas.

Nós podemos acender uma vela para facilitar
nossa passagem para um modo diferente de ser.
Talvez isso nos lembre que temos uma luz interior
para descobrir e compartilhar.

Podemos acender um incenso para marcar o
tempo, como os monges budistas fazem:
uma vareta curta para meia hora de sessão, uma
vareta maior para 45 minutos... tempo aromático.
O odor nos recorda que somos criaturas
sensoriais, que nossas almas vivem nos nossos
corpos e por meio deles.

Podemos tocar um sino no início do período da
sessão. Podemos deixar o som chegar até
nós — deixar que ele ressoe em nós, como
na navegação, para encontrar
nossa profundidade.

Preparações como essas nos ajudam a estar mais
presentes em nossa jornada para o interior
de nosso eu, para o interior do mundo
que compartilhamos em silêncio.

Presença

Nós não podemos realmente experienciar qualquer
coisa sem estarmos presentes nela. A verdadeira
presença requer que estejamos atentos
ao que está acontecendo aqui e agora.
É um oferecimento de nossa conscientização,
nossa participação e nossa boa vontade.
Essa é uma cortesia básica e profunda.
Por essa cortesia, somos
profundamente transformados.

No silêncio, descobrimos a nós mesmos,
nossa real presença para a vida em
nós e à nossa volta. Quando estamos presentes,
profundamente atentos, não conseguimos ficar
controlando. Em vez disso, tornamos-nos
contempladores — abandonando-nos ao mistério
das coisas. Tornamo-nos mais
dispostos a deixar as coisas acontecerem.
E, como conseqüência, podemos também
deixar que nós aconteçamos.

Isso é tão simples... e tão difícil. Muitos de nós ficam desconfortáveis com o silêncio. Não o consideramos um amigo. Em sua presença, nos sentimos inquietos, sem controle.

Buscamos uma garantia superficial para nossas mentes ocupadas, em vez da confiança profunda oferecida por nossa vitalidade silenciosa.

Leva tempo para redescobrir o tesouro do silêncio. Nele podemos ser encontrados novamente. Mas descobrimos isso somente pelo aprendizado. Ao estar presente a cada momento, podemos perceber a riqueza do silêncio em nós mesmos e nos outros.

Pelo silêncio, nossos dias são iluminados — como salas cheias de luz — para que possamos habitar nossas vidas.

Postura

Quando nos sentamos para a prática
da atenção intencional,
nossas costas devem ficar eretas.
Nossa postura vertical levou milhões de anos
para evoluir. Isso transmite aos nossos
corpos uma dignidade inerente.

Quando estamos com o corpo na vertical,
tendemos a estar presentes e alertas em espírito
também. A energia pode percorrer livremente
a coluna, dançando até a coroa da cabeça e
para baixo, até o sacro.

Coroa e sacro. Essas palavras insinuam nosso
valor. Quando nos portamos com dignidade,
reconhecemos a natureza régia e sagrada
de nosso eu verdadeiro.

Prática

Andar, fazer uma refeição, dançar, respirar,
cantar — tudo pode ser uma prática desde que
estejamos atentos, desde que estejamos
totalmente presentes.
Existem muitos caminhos,
muitas tradições.

Para levar silêncio a nosso corpo e mente,
precisamos aprender a estar calados.
Começamos por ficar imóveis. Se o período de
imobilidade física for tudo
que pudermos conseguir, isso será
o bastante. Começamos a praticar.

Se pudermos simplesmente aprender a
acompanhar nossa respiração de uma maneira
estável — prestando atenção à inspiração e à
expiração até que sintamos que não estamos mais
respirando, mas que estamos sendo respirados —,
nós progredimos na prática.

A finalidade da prática não é executar, mas participar — não é alcançar experiências específicas, mas desenvolver uma nova relação com a própria experiência.

Quando não precisarmos mais saber ou ser algo além daquilo que somos, seremos livres. Nós conseguiremos, então, experienciar o puro desdobramento da vida, o deleite de viver. Isso tornará a felicidade possível.

Da profunda fonte do silêncio, a alegria está constantemente borbulhando e fluindo. A prática revela que estamos submersos nessa alegria.
A prática também revela o que está bloqueando o fluxo.

Princípios

Alguns princípios básicos são úteis em qualquer prática de atenção intencional.

O primeiro é a intenção precisa. Ao focar em um objetivo durante o período de meditação, desenvolvemos a concentração. Podemos escolher acompanhar nossa respiração, observar as sensações de nosso corpo ou seguir o padrão de nossos pensamentos. O próprio objetivo não é tão importante quanto a permanência nele.

O segundo princípio é a permissão — aceitar o que quer que surja na mente em relação ao nosso objetivo escolhido. Se formos honestos e abertos ao fluxo interno dos eventos, os modos habituais pelos quais nos endurecemos contra a experiência serão quebrados, libertando-nos para a nova vida.

O terceiro princípio é a persistência. Quando voltamos à prática repetidamente, quer tenhamos vontade ou não, ganhamos em tranqüilidade — não importa o tipo de experiência pela qual estamos passando.

O quarto princípio é a aceitação do fato de que nós não podemos ser perfeitos em nossa prática. Podemos fazer o que conseguimos fazer. Podemos estar relativamente imóveis, relativamente focados, relativamente permissivos. Nossa capacidade é diferente em cada período de silêncio. Não importa como seja nossa prática diária de silêncio, ainda assim haverá um ganho perceptível no decorrer do tempo.

Se estivermos abertos a esse processo, poderemos tirar uma grande satisfação por saber que estamos participando de algo maior do que nós mesmos.

Ritmo

Aprender a ter um andamento, a ser estável em nosso ritmo é um processo que deve acontecer no corpo. Quando nos empenhamos para realizar as coisas estamos aprendendo a lutar.
Quando nos esforçamos estamos aprendendo a nos esforçar. Com o tempo, a prática nos ajuda a aprender a nos mover com mais facilidade, a ser mais calmos, a fluir.

Observe o modo como as ondas são lançadas à praia ou como os círculos flutuam no lago quando uma pedra quica pela superfície, movendo-se sem esforço aparente. Há um ritmo orgânico nisso. Nós também temos um ritmo orgânico. O silêncio pode nos ajudar a senti-lo.

Quando nos sentamos silenciosamente, percebemos a duração correta da sessão para nós. Quando praticamos regularmente também sabemos com que freqüência devemos voltar ao silêncio em determinados dias.

Em nossa cultura não confiamos no tempo. Tentamos desafiar o tempo. Roubamos tempo. Matamos tempo. Queremos controlar o fluxo dos eventos, em vez de confiar em uma progressão natural — em vez de confiar em que podemos e devemos conhecer a vida conforme ela acontece.

Atacamos a vida para nos defender da desconfiança que temos de nós mesmos. No silêncio, podemos aprender a mudar isso. Podemos dar tempo a nós mesmos, apoiando-nos nele, repousando nele. Quando fazemos isso, a pressão desaparece e nos damos permissão para sentir e experienciar — podemos participar de nossas vidas sem precisar controlar os eventos. Então, como lagos calmos no início do amanhecer, refletimos o esforço sem tensão.

Sofrimento

Pela prática do silêncio, tornamo-nos conscientes de nossa dor. Ela está sempre lá — em nossas mentes e em nossos corpos. O silêncio nos permite vê-la, enfrentá-la, liberá-la.

Nós nos julgamos constantemente. Nossas mentes decidem como a nossa experiência deve ou não deve ser — rotulando incessantemente o que é bom e o que é mau — exigindo que nossas vidas se ajustem aos nossos rótulos. Então, quando a dor chega em nossas vidas — e ela chega em todas as vidas —, não apenas a sofremos, mas sofremos também nosso sofrimento. Somamos nosso brutal julgamento da dor feito pela mente à nossa real experienciação dela.

Ao praticar o silêncio, podemos descobrir as maneiras pelas quais intensificamos nossa dor ao julgá-la.

Assim temos uma chance de nos tornarmos
menos rigorosos e mais generosos.

A dor criada por nossas mentes é armazenada
em nossos corpos, criando padrões rígidos de
comportamento, bloqueando o fluxo de energia
em nós, confinando nosso ser.
Nossa rigidez e nossos medos são
incorporados à nossa carne.

No silêncio, podemos sentir essas tendências
endurecerem — e permitir que elas sejam do jeito
que são. Assim, elas podem se soltar e se
libertar, pois aquilo a que não opomos resistência
tende a se revelar e mudar de bom grado.

Ao cultivar o silêncio, podemos encontrar e liberar
níveis cada vez mais profundos
de dor e, assim, descobrir mais uma vez o que está
sob a dor: a alegria natural que já existe
dentro de nós, livre para aparecer
e se expressar.

Predisposição

Os medos em nossas mentes inconscientes
criam meios particulares de defesa
contra a total participação em nossas vidas.
Por qualquer motivo que seja,
estamos todos predispostos a agir e
reagir de certas maneiras.

Quando examinamos de perto esses
padrões ao nos sentarmos em silêncio, podemos
aprender muito sobre nós mesmos.
Talvez tenhamos um sono crônico, descobrindo
que nos falta a energia para permanecermos
acordados e atentos.
Observando profundamente, podemos
descobrir que em nossa infância
não recebemos atenção e envolvimento
suficientes, e que aprendemos a
dormir apesar da dor da negligência.
Em silêncio, podemos lentamente
aprender a valorizar-nos e a envolver-nos
com nós mesmos.

Podemos descobrir que estamos nos
avaliando em relação aos outros,
comparando e monitorando. Examinando mais
atentamente nossa infância,
podemos descobrir que fomos solicitados a
executar, em vez de sermos apreciados.
Talvez nunca tenhamos tido a chance
de saber que pessoas agradáveis
somos. No silêncio, podemos abandonar
tudo isso e experimentar
nosso eu incomparável.

Podemos sentir uma raiva crônica subindo,
uma irritação quente.
Talvez não tenhamos sido totalmente
ouvidos quando éramos jovens.
Podemos ter passado por constrangimentos ou ter
sido tratados injustamente.
Nossos ritmos naturais de comportamento,
autodescobrimento ou expressão podem estar
quebrados de algum modo,
deixando um resíduo de frustração

em nossos corpos. No silêncio, podemos
recuperar o aprendizado de ouvir ao nosso eu,
para sentirmos e reagirmos nos níveis profundos
de nossa identidade que estão
vindo finalmente à tona.

Podemos descobrir uma enorme voracidade,
velhos sentimentos de quando fomos enganados,
ignorados e rejeitados. Podemos realmente
sentir os impulsos automáticos, que são o começo
de nossa compensação por esses sentimentos —
as compulsões que levam a comer demais, a
trabalhar demais, a consumir bebidas alcoólicas,
a ter uma atividade sexual excessiva.
Essas compensações pretendem
acalmar e lembrar-nos que nós existimos,
mas, no final das contas,
elas nos ferem. No silêncio, podemos
aprender muito sobre isso.

Podemos vir a perceber que nossa dúvida habitual
é uma máscara de autodepreciação,

uma falta de vontade de reconhecer o que temos e
o que somos. Podemos descobrir
que nosso tédio é simples preguiça, uma recusa a
prestar atenção. Podemos ver
que nosso desânimo é baseado em
idéias falsas de merecimento.
Pensamos erroneamente que algo nos é devido.
As lições do silêncio são infinitas.

No silêncio, temos a meta comum de honrar e
proteger nossos espíritos.
Não estamos dando diagnósticos ou prescrições
um para o outro. Estamos criando
um profundo espaço em nós mesmos —
para nós mesmos e uns para os outros. Então
nossos hábitos interiores poderão surgir
conforme o farão, um a um, e poderemos sorrir
para eles. Poderemos sofrê-los diretamente.
Poderemos aprender lentamente a aceitar o que
não pode ser mudado... e o que já está inteiro
e bom dentro de nós.

Paradoxo

É um paradoxo que encontremos tanto ruído
interno quando tentamos nos sentar em silêncio
pela primeira vez.

É um paradoxo o fato de que experienciar
a dor libere a dor.

É um paradoxo o fato de que permanecer quietos
possa nos levar tão totalmente para
dentro da vida e do ser.

Nossas mentes não gostam de paradoxos.
Queremos que as coisas sejam claras, para que
possamos manter nossas ilusões de segurança.
A certeza gera uma grande presunção.

Cada um de nós possui um nível mais profundo
de ser que, contudo, adora paradoxos.
Ele sabe que o verão já está crescendo como uma
semente no coração do inverno.
Ele sabe que no momento em que nascemos,
começamos a morrer.

Ele sabe que tudo que é vida cintila em tonalidades do "vir a ser", que a sombra e a luz estão sempre juntas, o visível misturado com o invisível.

Quando nos sentamos na quietude, estamos profundamente ativos. Mantendo o silêncio, podemos ouvir o rugido da existência. Pela nossa disposição de ser a pessoa que somos, tornamo-nos unidos com tudo.

Persistência

Como sustentaremos o ânimo e a vontade de continuar nossa prática quando a atividade ficar desconfortável? Sabemos que ficará desconfortável e que sentiremos cansaço, frustração e dúvida.

A prática da atenção intencional é muito parecida com o treinamento físico.
O maratonista deve enfrentar colinas assim como vales. As colinas são difíceis.
E elas tornam a pessoa forte. Se pudermos acolhê-las bem e saber que elas serão seguidas de vales, aprenderemos algo
sobre persistência.

Podemos encontrar a força para continuar ao usar uma visão mais panorâmica: reconhecer que a satisfação e a dor fazem parte uma da outra, que as duas juntas formam algo maior do que cada uma delas é separadamente.

Juntas, elas formam a realidade, a única coisa que nos satisfaz verdadeiramente.

Podemos também olhar de perto o bastante para ver que perseverança
também é uma questão de valorizar
o que está acontecendo agora — pelo próprio bem disso. Prosseguimos passo a passo
ao nos envolver totalmente na rica, densa e prolífica dança da vida.

Usando a visão panorâmica e
olhando de perto... primeiro plano e segundo plano, pela perseverança — por meio da perseverança — nos tornamos constantes e resolutos. Tornamo-nos presentes.

Fenômenos

Quando nos sentamos para uma sessão de meditação, podemos experienciar muitas sensações diferentes: nossos corpos podem tornar-se muito quentes ou muito frios, nossa pele pode formigar e ficar desconfortável. Talvez haja uma sensação de derretimento, como se ouro líquido estivesse escorrendo por nós. Podemos ver lindas cores, sentir o cheiro de odores incomuns. Podemos ouvir o corpo/mente ater-se a velhas conversas ou repetindo músicas da parada de sucessos.

Esses fenômenos não são de muita importância. Eles não devem ser ardentemente desejados ou freqüentemente evitados. Eles só acontecem quando o corpo e a mente começam a liberar as tensões endurecidas da experiência.

Qualquer fenômeno pode ser selecionado como um objeto de concentração. Quando um se torna especialmente dominante, temos pouca escolha a não ser fazer dele o nosso foco.

Enquanto fazemos isso, podemos descobrir que os fenômenos que achamos tão impressionantes não são estáticos. Eles estão em permanente mudança, movendo-se e se transformando em alguma outra coisa.

Pouco a pouco, podemos aprender a ver que tudo é impermanente, sempre subindo ou baixando. Podemos aprender que todos os fenômenos se baseiam em algo mais profundo; algo vasto, interminável e infinito — nossa fonte.

Particularidades

Não somos seres estáticos e, no entanto, somos
convocados para ser
exatamente quem nós somos.
Nosso código genético específico, nossas
influências paternas, nossa educação,
nossos amigos, nosso trabalho,
nosso histórico total de experiências —
todos esses são as particularidades
pelas quais nos tornamos quem
somos agora.

Quando verdadeiramente reconhecemos e
abraçamos essas particularidades,
estamos dando uma contribuição profunda.
Estamos conscientemente
aceitando nossos limites, mesmo
quando eles continuam a mudar. Isso é tanto
solene quanto agradável.
É o que nós, como seres conscientes, somos
solicitados a fazer — aceitar nossos
pequenos e exclusivos lugares
neste universo.

Exatamente como a água é o elemento natural
de um peixe, nosso elemento é a vastidão
da vida; um peixe só pode conhecer a água
vivendo nela, nadando nela e
respirando nela com suas guelras.

Um peixe não pode conhecer a água exceto
como um peixe. Assim também
ocorre conosco. Podemos conhecer nosso
verdadeiro lugar, nosso propósito e
nossa fonte somente por meio de nossa
humanidade — ao experienciar a imensidão que
está se movendo por meio de nossa
pequena particularidade.
Então sentimos que somos intimamente
conhecidos, apoiados e confiáveis.

Paixão

Como a paixão é uma expressão
do amor, ela abrange também o sofrimento.
Amor e sofrimento estão
sempre entrelaçados.

Quando sofremos o que é verdadeiramente
nosso para sofrer, estamos nos movendo para a
união com nós mesmos.
Desejamos essa experiência de amor
e temos medo dela.

Em algum nível, sabemos que
o verdadeiro significado do
sofrimento é encontrado ao permitir que cada
momento seja o que ele é,
permanecendo aberto para a imensidão —
a vida — que quer se mover através de nós.
Onde, exceto no silêncio,
podemos estar presentes o
bastante para testemunhar esse apelo
da vida interior?

Descobrimos essas profundezas por meio do silêncio, da quietude e do simples ato de sermos atenciosos com os outros. Conforme entramos na refinada conscientização da vida, que quer viver *como nós*, aprendemos a amar profundamente. Assumimos nossa paixão.

IV

Compartilhando o silêncio

A experiência do silêncio é agora tão rara que
devemos cultivá-la e valorizá-la. Isso é
particularmente verdadeiro para o silêncio
compartilhado.

Reunir-se em torno do silêncio —
mesmo que sejam apenas poucas pessoas —
cria um campo de consciência, uma força de
conscientização. Essa força nos ajuda
a ver nossa vida de forma mais verdadeira.
Cada um de nós pode fazer uma
enorme diferença simplesmente por
meio de nossa intenção
e nossa constância.

Desse modo, compartilhar o silêncio é,
na verdade, um ato político.
Quando conseguimos nos distanciar
do comum e perceber o fundamental, a mudança
começa a acontecer. Nossas vidas se alinham
aos valores mais profundos e a vida de
outros é tocada e influenciada.

Podemos convidar outros a praticarem conosco.
Juntos podemos evoluir e fazer a diferença.
Compartilhar o silêncio com outros é um
profundo ato de confiança, amor e cortesia. É um
presente mútuo, uma necessidade
indispensável, um auxílio, um caminho,
uma disciplina.

Relacionamento

Para nos tornarmos nós mesmos,
precisamos de outros indivíduos. Somente nos
relacionamentos e pelos relacionamentos nos
tornamos verdadeiramente pessoas.
Sabemos isso desde a infância.
A princípio, aprendemos sobre nossa existência
pelos olhos de nossos pais.
Eles são nossos primeiros espelhos.

O processo de aprender quem somos — e em
quem podemos nos tornar — continua por
meio de todos os relacionamentos de nossas vidas.
Na profunda ressonância do companheirismo,
nós ousamos viajar até o centro.

É importante reconhecer o quanto precisamos uns
dos outros. Esse reconhecimento remove a ilusão
de que somos criados por nós mesmos. Ele
nos ensina que dar e receber são como inspirar
e expirar — a respiração do relacionamento.

Ao reconhecer nossa necessidade uns dos outros,
confirmamos que todos os aspectos da realidade
estão conectados com o todo, que nada
está separado de nós.

Compartilhar o silêncio com outros cria um
vínculo que não pode ser comparado com as
permutas comuns. Essa ação nos ajuda a saber que
cada um de nós é essencial: uma essência vibrante.
Podemos sentir essa vibração. Podemos senti-la
cantando em nossas células.

Quando falamos, quando agimos, quando
oferecemos comida e água uns aos outros, damos
forma e expressão à vibração essencial em nós.
Tornamo-nos, de certa forma, palavras viventes.
Palavras combinadas formam frases completas
e significativas. Por meio dessa colaboração,
potenciais podem ser concretizados.
Mundos são criados. Na linguagem da vida,
nós somos palavras de poder.

Quando apoiamos o silêncio um no outro,
descobrimos o que cada um de
nós recebeu para ser.

O silêncio em cada um de nós é o meio pelo qual
as palavras que somos podem ser faladas, com
clareza e precisão. No silêncio somos
revelados. Isso é universal e muito pessoal.

O básico

Os procedimentos básicos para um
período de meditação compartilhada são
maravilhosamente simples:

Selecione um cômodo tranqüilo, sem
interferências. Leve algumas almofadas e cadeiras
para se sentarem. Acomodem-se e permitam
que a quietude aconteça.

Cada período de meditação pode durar
de 30 minutos a uma hora ou mais. Um único
período de aproximadamente 45 minutos, uma
vez por semana, é uma boa meta inicial —
embora o grupo talvez deseje começar com
30 minutos até que todos possam se
sentar confortavelmente por
períodos mais longos.

Um sino é tocado para significar o início
do silêncio e da meditação.
Com grupos informais fora de uma tradição
específica ou metodologia recomendada,

a forma de se sentar é uma questão particular. Algumas pessoas fecham os olhos; outras os mantêm abertos, mas desfocados. Sentar-se com as pernas cruzadas e as costas eretas é recomendável, mas algumas pessoas não conseguem fazer isso e preferem se sentar com as pernas esticadas e um apoio para as costas. Outros podem preferir usar um banquinho próprio para ajoelhar ou uma cadeira.

Depois do tempo determinado de antemão, com alguma margem para um senso intuitivo do momento certo, o sino é tocado novamente para terminar o período da sessão.

Como pode algo aparentemente tão básico e simples ser o meio para nós tocarmos nosso centro? Ninguém sabe nos dizer. Devemos simplesmente fazê-lo, não somente uma vez, mas repetidamente. Embora nos sentemos juntos, precisamos ficar sozinhos — é assim também que vivemos a vida. Sozinhos, juntos. Juntos, sozinhos.

Pontualidade

Um grupo que se reúne precisa de um horário
para começar — e todos devem ser pontuais.
Começar um período de silêncio e
interrompê-lo pela chegada de alguém atrasado é
como o estilhaçar de um vidro. O silêncio precisa
ser recuperado aos pouquinhos e depois
reagrupado. Isso leva tempo e dá trabalho, e todos
precisam fazer isso — não apenas
aquele que se atrasou.

Não é tão fácil ser pontual, mas é importante.
A disciplina da pontualidade é uma cortesia.
Ela nos ensina a valorizar a nós mesmos,
aos outros e ao horário que nos foi concedido.

Para sermos pontuais, precisamos experienciar nós
mesmos no tempo. Nossas vidas interiores são
infinitas e, contudo, nossos dias são contados.
Para trabalhar com o tempo, precisamos
de um senso de lazer, um senso do desdobramento
natural do dia, da estação, do ano, da vida.

Precisamos também estar presentes
em nossas experiências a cada momento.
Isso permite a adequação do tempo.
Então podemos sentir o ritmo de nossa vidas.
Nosso senso de oportunidade torna-se
cada vez mais apurado.
Não perdemos o compasso.
Descansadamente e com precisão, podemos
fluir com o tempo.

Mutualidade

Quando formamos um grupo para praticar o
silêncio, é útil compartilharmos a
liderança. Isso permite que cada um sinta que é o
seu grupo. Se apenas uma pessoa liderar,
os outros poderão se tornar preguiçosos,
ressentidos ou entediados. Com o revezamento,
reconhecemos que todos formamos o todo.
Nossa responsabilidade é mútua.
Todos respondemos (que originalmente
significava "prometer de volta") ao dar
e receber eqüitativamente.

Quando formamos um grupo para
compartilhar o silêncio, o compromisso é
essencial. Nossa promessa mútua é de que
estaremos presentes para nós mesmos e,
portanto, um para o outro.
Juntos formamos um lugar contido, muito
parecido com as pedras em um poço: lado a lado,
elas formam uma contenção para a água nascente
subir pelo solo, para que qualquer
um possa tirá-la.

Não existirá um poço se as pedras
não estiverem firmes. Como todas as coisas
profundas, é necessário constância. Por ela nos
tornamos determinados, seguros e dignos de
confiança, e assim encontramos nossa
água subterrânea.

Mutualidade e compromisso — na vida, assim
como ao sentarmo-nos para meditar,
devemos dar de nós mesmos
para recebermos.

Inspiração

Pode ser útil ter um foco para começar
o período de silêncio. Os temas escolhidos
podem ser universais e essenciais,
como *confiança, simplicidade, compaixão*
ou *comunidade*. Para começar o
período de silêncio, o líder do dia pode falar
a partir de sua percepção e experiência
pessoais ou pode ler para o grupo
algo cuidadosamente
escolhido de um livro.

Alguém pode perguntar: por que ler ou
falar se a finalidade é estar juntos no silêncio?
Uma resposta poderia ser que as
palavras podem tanto nascer do silêncio quanto
nos levar a ele. Podemos ser inspirados
a ir mais fundo.

A mente conceitual, discursiva, está sempre
trabalhando. Ao lhe dar algo com
que trabalhar, permitimos que nossa
mente não-conceitual — a parte *ser* de nós —

mergulhe fundo no poço do silêncio
e respire o mistério do que sempre é e que não
pode jamais ser nomeado.

Uma vantagem encantadoramente agregada à
liderança compartilhada é que as qualidades de
cada participante do grupo começam a ser
conhecidas com o tempo.
Somos sempre nós mesmos, quer falemos ou
estejamos calados. Nossa essência
é revelada e refinada na prática do silêncio.
É esse centro vivente e luminoso que, no final, é o
maior presente que podemos dar
um ao outro. É a verdadeira inspiração...
a respiração da vida.

Dedicação

Em muitas tradições espirituais, há uma prática
de se dedicar qualquer ato de devoção a algo além
de nós mesmos. Isso também acontece no
mundo secular. Nós andamos, corremos
ou nadamos em nome de causas
assim como coletamos doações para elas.

Estar em solidariedade com o sofrimento
é uma conseqüência natural da prática do silêncio.
Quanto mais nos calamos, mais nos
tornamos conscientes do enorme contexto
em que estamos e mais difícil fica conseguirmos
ignorar o sofrimento à nossa volta.
Estamos nesse mundo e ligados a
todas as suas partes de uma maneira impossível de
separar. Somos refinadamente vulneráveis — cada
um de nós. Sabemos a cada momento que não
existe nada fixo ou sólido para interromper o
fluxo da vida. Cultivar o silêncio pode nos ensinar
a permanecer profundamente serenos no
meio desse fluxo e dessas mudanças. Isso nos
leva ao centro de tudo.

Milhões de pessoas encontram conforto ao saber que outros estão meditando *por elas* — e o fazem há incontáveis anos. Os grandes mestres nos mostraram que a paz é possível. Eles dedicaram sua prática a buscadores como nós.

De um pequeno modo, podemos fazer o mesmo. Cada período de silêncio pode ser intencionalmente dedicado ao sofrimento e à beleza dos aspectos de nosso mundo. Podemos doar nossos pensamentos, nossa boa vontade e nosso dinheiro a causas que nos toquem o coração. Podemos dedicar nosso trabalho ao grande trabalho — a dádiva compartilhada da paz.

Continuidade

Quando um grupo de reunião permanece estável
durante meses e anos, profunda comunhão e
confiança se desenvolvem, junto com a capacidade
de prolongar-se no silêncio por períodos
de tempo cada vez maiores.

A meditação é enormemente enriquecida pela
disciplina da concentração sustentada — um dia,
uma semana, até um mês inteiro.

Podemos ter medo ou ser incapazes de abandonar
nossa rotina diária para praticar desse modo
intenso, mas as recompensas são ótimas.
É comum que nosso anseio interior não apenas
nos atraia para lá, mas nos
dê a força para administrar períodos mais
longos de reunião.

No final, o que realmente importa é a
continuidade. Um caminho não será
um caminho sem isso.
Quando encontrarmos nosso

caminho escolhido, precisaremos continuar nele.
Quando fizermos isso,
teremos mudado profundamente e nos
encontraremos participando da paz que está
além do entendimento.

Paz

Paz não é ausência de luta. Paz é aceitação e
entrega àquilo que é. Paz é a profunda
conscientização da única fonte verdadeira da qual
todas as coisas surgem... e para a qual todas
as coisas retornam.

Por mais que possamos nos sentir perdidos, nunca
estaremos afastados da fonte. Somos intimamente
conhecidos por ela, sustentados por ela e
devolvidos para ela — diariamente... agora....
e quando morrermos. A fonte deleita-se conosco,
vem a ser em nós, atua em nós.

Quando entrarmos em contato com
a fonte, nossa prática nos levará
ao fim e ao início.

Então poderemos estar em paz — pois não
importa o que ocorra em nossas vidas, sempre
conseguiremos encontrar nosso caminho de volta
ao centro, a verdade de nosso ser.

*O silêncio é o amigo
que nunca ilude.*

CONFÚCIO

Este livro foi composto na tipologia Venetian 301 BT,
em corpo 12/16, e impresso em papel off-white
90g/m^2 no Sistema Cameron da Divisão Gráfica
da Distribuidora Record.